16 U

Cómo el descubrimiento de la diabetes cambió mi vida en 10 dias

 Este pretende ser un libro de autoayuda, así como un desconocido mundo de la diabetes.

Este libro cuenta la historia real del protagonista de la historia, cuyo nombre real se ha cambiado por motivos de privacidad.

En él, el autor relata todo lo que vivió el protagonista de la historia en tan sólo diez días. Diez días que se convirtieron en un auténtico infierno, diez días que casi conducen a la muerte del protagonista.

Diez días de descubrimiento, diez días de miedo y pavor, diez días de dar la vuelta, diez días de prepararse para una nueva vida, un nuevo comienzo.

A la Profesora Doctora. Guilhermina Rego, mi más sincero agradecimiento. Un sincero agradecimiento a una amiga, una persona sensacional, que me ayudó en este terrible momento y cuyas palabras de ánimo y fuerza me dieron les hizo creer y superar este momento.

Gracias también al profesor Tiago Sousa Veloso, el médico del ACP que me salvó la vida.

El autor

Capítulo 1

Carlota Cardoso era una persona alegre, de buen carácter, siempre dispuesta a ayudar a la gente, muy leal y fiel a sus amigos, y si era necesario se quitaba la camisa para dársela a los demás.

Tenía 58 años, licenciada en Derecho y contaba con un máster en Derecho Mercantil y también estaba especializada en Derecho Fiscal.

Ejerció la abogacía durante muchos años, trabajó durante diez años en Madrid para uno de los mayores bufetes de abogados de la Península Ibérica y en la actualidad era asesor jurídico de algunos abogados y también de varias empresas de las zonas de Vale do Ave y Tãmega e Sousa, principalmente empresas de calzado, componentes del calzado y textiles para el hogar.

Llevaba una vida muy ajetreada, llena de trabajo, además de tener otra actividad que le encantaba, que era escribir.

Ya había publicado varios libros, de géneros muy variados, desde romances hasta thrillers. Pero lo que más placer le daba era escribir novelas, historias de amor, algunas con final feliz, otras no, pero realistas y sobre todo protagonizadas por mujeres. Carlota era una romántica y siempre lo sería, pero nunca fue una enamoradiza.

Siempre escribía sobre mujeres poderosas, a menudo mujeres que sufrían pero siempre salían victoriosas y heroínas.

Por supuesto, toda esta actividad le causaba mucho estrés, mucha ansiedad, ya que siempre tenía muchos plazos que cumplir e incluso en sus escritos.

Luego estaban los numerosos problemas con los que tenían que lidiar las empresas para las que trabajaba, que a veces eran difíciles de solucionar pero siempre lo conseguía con trabajo, dedicación y esfuerzo.

Siempre tenía muchos contratos que redactar, contratos de agencia, contratos de representación, siempre escritos en portugués y en inglés, siempre teniendo que hablar al menos tres lenguas extranjeras, español, inglés y francês.

También tenía muchas preguntas y casos de derecho fiscal relacionados con esas mismas empresas. Y había muy pocos abogados y juristas especializados en esta rama del Derecho en Portugal.

También hice mucho Derecho internacional, y a menudo tenía que ir a Estrasburgo o La Haya, donde se encuentra el Tribunal Europeo de Derechos Humanos y el Tribunal Internacional de Justicia.

Así era la vida de Carlota, llena de sus perros, su mamá y su hermana Helena, la persona que más quería en el mundo.

Carlota era soltera, una decisión que tomó después de que su novio de toda la vida muriera de una larga enfermedad, hace 28 años.

Pero Carlota se cerró al mundo y se cerró al amor. Pensaba que Fernando era insustituible, que nunca habría nadie como él, y las comparaciones con otros hombres que conoció fueron la principal razón por la que quiso seguir soltera.

Las comparaciones eran veneno, eran el enemigo perfecto de Carlota.

Por eso pensaba lo estaba haciendo bien y quería seguir adelante.

Capítulo 2

Junio de 2024

Carlota estaba muy angustiada por un plazo complicado y además acababa de tener un contratiempo con una abogada que trabajaba para ella y que de repente decidió marcharse quejándose de que tenía muchas dificultades económicas y ganando bien, ella pensaba que ganaba muy poco y siempre quería más.

Carlota le pagaba bien, pero seguía sin ser suficiente. Se llenó el casco y decidieron disolver la sociedad.

Y la suerte de Carlota era que, al acercarse las vacaciones judiciales de verano, tendría tiempo de encontrar un sustituto, pero seguía sufriendo una completa ingratitud por parte de la otra abogada, después de todo lo que había hecho por ella.

Más tarde se dio cuenta de que a ella no le gustaba trabajar y quería dinero fácil.

Lo cierto es que dejó a Carlota en la estacada, con más preocupaciones y problemas por solucionar.

De hecho, no fue hasta media docena de semanas después cuando Carlota se dio cuenta de lo mucho que esta situación la había afectado mental, psicológica e incluso físicamente.

Carlota empezó a perder mucho peso, a comer poco y a sentirse muy cansada.

Pero descartó por completo estos síntomas. Los atribuyó al estrés que sufría.

Y así continuó su vida, y en julio de 2024 decidió trabajar con otros abogados, con los que ya había trabajado antes y a los que conocía desde hacía más de veinte anos y que habían sustituido así al anterior, y para mejor.

Después de las vacaciones judiciales, Carlota siguió trabajando al 100% y a mediados de octubre empezó a sufrir a diario ardores de estómago que la hacían sentirse muy mal.

 Pidió a su hermana que la pusiera a dieta, pensando que se le pasaría, pero no fue así.

Pero no quería ver a un médico. Tenía miedo, mucho miedo.

Pasaron unos días más y Carlota, ya agotada, se volvió hacia su hermana Helena y le dijo: - Un día Helena me va a dar un ataque o algo, ya verás.

Helena, ya furiosa con la situación, se limitó a replicar: "Vaya al médico, ¿quiere?

Noviembre de 2024

3 de Noviembre de 2024

Carlota y su hermana fueron a pasar el día a Vila Real, a casa de una amiga y clienta de Carlota.

Los tres se adoraban. Era una amistad sana y hermosa.

Llegó la hora de comer y, como siempre hacían, eligieron un buen restaurante para cenar.

Esta vez el restaurante elegido fue "Cais da Vila", que contaba con una recomendación Michelin.

Carlota ya había estado allí antes y realmente lo disfrutó. La comida era sabrosa y bien preparada y los postres y vinos fantásticos.

Carlota era una gran conocedora de los buenos vinos, realmente sabía lo que hacía, y tenía un cliente que era un famoso fabricante de vinos, vinos del Duero, entre otras personas conocidas que también hacían excelentes vinos.

Incluso empezaron a gustarle más los vinos del Duero, que hasta entonces Carlota había preferido a los famosos vinos del Alentejo.

Tomaron unos entrantes fabulosos, luego arroz con rape como plato principal, y después un postre divino de bizcocho, huevos tiernos, helado y "almíbar" con frutas del bosque.

-¡Vaya! dijo Carlota.

El postre era una auténtica bomba de calorías. Carlota lo sabía pero qué demonios, era una glotona, le encantaban los dulces, los helados y los chocolates.

Su hermana no, ella era completamente reacia a los dulces. Siempre le advertía a Carlota que tuviera cuidado, pero a ella le daba igual.

Un día ocurriría alguna desgracia y Carlota no podía imaginar hasta qué punto afectaría a su vida.

Capítulo 3

Los diez días terribles

4 de Noviembre de 2024

Era lunes y la hermana de Carlota había ido a trabajar a casa de su hija, que vivía cerca de ellas y tenía una pequeña fábrica de costura de zapatos.

Carlota se quedó en casa, sola, pero cada vez se sentía peor. Para empeorar las cosas, almorzó huevos revueltos y sopa y bebió agua de las piedras.

¿Huevos revueltos, Carlota? ¿Después de lo de ayer?", gruñó para sí la conciencia de Carlota.

Hacia las dieciséis Carlota sufrió un terrible dolor de cabeza frontal, justo en medio de la frente, pero tan horrible que empezó a gritar y a llevarse las manos a la cabeza.

-Hey Helena, no puedo soportarlo, siento que me van a arrancar la cabeza. Siento que me va a dar un ataque.

Y de repente empezó a vomitar sin parar.

Los vómitos no tenían , cada vez eran mayores, como si un río saliera de la boca de Carlota.

Cada vez salía más agua, agua de color amarillo. Dios, ¿qué ha sido eso?", pensó Carlota.

Se fue a la cama, pero fue . Vomitaba cada pocos minutos, constantemente. Carlota no sabía dónde tenía tanta agua dentro para vomitar así.

Esa misma noche vomitó sin parar. Cada vez le dolían más el estómago, la barriga y la cabeza.

5 de noviembre de 2024

El martes fue un día para olvidar y mucho peor que el anterior.

Carlota apenas comía nada, lo que comía lo vomitaba, incluso la sopa blanca light.

No paraba de vomitar hasta que, hacia las cinco de la tarde, se volvió hacia su hermana y le dijo por fin, después de tanto intentar resistirse: - Helena, por favor, llévame al hospital, no puedo más. Las lágrimas corrían por el rostro de Carlota, gruesas lágrimas que caían una a una como gotas de lluvia.

Helena llamó inmediatamente a un taxi, y quince minutos después estaban en el Hospital Agostinho Ribeiro de Felgueiras, en urgencias. Carlota estaba muy enferma.

Tenía un bastón pero seguía sin poder sostenerse, así que fueron a buscarle una silla de ruedas.

Pasaron cuatro horas y a las 10 de la noche Carlota fue atendida por un médico, que desgraciadamente no fue muy atento.

Diagnóstico: -" Tienes gastroenteritis. Ve a tomarte un frasco de suero fisiológico y te pondrás bien."

Carlota permaneció en una silla, tomando una vía intravenosa durante otras dos horas. Cuando terminó el suero, esperó otra media hora y volvió al mismo médico, que le recetó unos medicamentos para las náuseas y se fue.

Regresó a casa en taxi a las 2 de la madrugada.

Carlota llevaba una especie de diario profesional y personal en su agenda.

Anotaba todo lo que ocurría cada día, desde que se levantaba hasta que se acostaba. Siempre, siempre lo hacía. Y como mujer de Fe, siempre terminaba dando gracias a Jesús por el día, bueno o malo.

A esa hora, las dos de la mnana, llegó a casa, cogió su diario y escribió: Gracias Padre Celestial por este día, aunque haya sido un día horrible.

6 de Noviembre de 2024

El miércoles fue incluso peor que el martes. Resultó que el viaje al hospital había sido en vano. Carlota estaba mucho peor, vomitando cada vez más.

En su enorme habitación, tumbada en la cama, Carlota se retorcía cada vez con más dolor, un dolor horrible, y sólo lloraba suavemente.

De vez en cuando decía: - Papá, llévame a tu lado. Por favor.- Carlota adoraba a su padre, que había muerto en marzo del año anterior, y no podía olvidar a su querido padre.

Su muerte fue traumática para Carlota. Por eso tenía una foto de su padre en el bolso, otra en su habitación y otra en la mesa de su despacho. Le rezaba todos los días y hablaba con él a menudo, aunque sabía que había muerto.

El padre de Carlota había sido un excelente padre, marido, amigo, con una hermosa vida en la marina, sin saber lo que era la deuda, y con una vida absolutamente fabulosa, así que se fue feliz.

Yo siempre le decía a Carlota:- "Hija, si necesitas dinero, dilo"... No pidas dinero prestado porque los intereses se comen nuestra mesa".

En esa habitación y después de muchos vómitos, Helena se dirige a Carlota y le dice:- Carlota, ¿no tienes derecho a un médico en casa de la ACP?

Carlota respondió: - Sí, lo sé.

-Entonces, ¿por qué no llamas?

Carlota lo , se levantó con gran dificultad, agarrada a su bastón, y se dirigió a su despacho. Enciende el ordenador, entra en la página web del Automóvel Clube de Portugal y pide un médico a domicilio.

El servicio fue excelente, como siempre. Y a las cuatro de la tarde Carlota, que ya se había caído cuatro veces, pero sin llegar a desmayarse, recibió al médico en su casa .

Carlota se asombró de la rapidez con que el médico abandonó Oporto para dirigirse a Maceira da Lixa.

Era un hombre alto, con aire severo y distante, pero parecía muy profesional.

Miró a Carlota y vio que tenía los ojos vidriosos, oscuros y hundidos, como muertos vivientes.

La escuchó, le tomó la tensión y luego dijo: -" Tienes una deshidratación grave, estás hipotensa y tienes que ir al hospital ya. "La tensión de Carlota era de 5 y la suya de 7. ¡Jesús!

También dijo: - "Hoy el INEM lleva más de 90 minutos de retraso, así que quiero que a los bomberos de la zona y lo antes posible."

De hecho, Carlota había visto en las noticias que el 6 de noviembre el servicio del INEM era un caos absoluto e incluso había muerto gente, y que el Ministro de Sanidad iba a ordenar una investigación.

Carlota llamó al marido de su ahijada, que era su empleado desde hacía más de diez años y vivía cerca, luego habló con el propio médico y recibió de él las instrucciones necesarias y después llamó a los Bomberos de Lixa. También le dijo: "No puedes ir sentada en la ambulancia, tienes que ir tumbada en una camilla".

Carlota pensó: - ¡¿Qué es esto?! Estoy muy enferma......

El médico dejó una carta para el hospital.

Su membrete decía: Profesor Doctor Tiago de Sousa Veloso, y a continuación todas sus especialidades.

Helena cogió el número de móvil del médico.

Carlota le dio las gracias por su diagnóstico tan profesional y le preguntó cuánto costaba, a lo que él respondió que la ACP haría cargo y que lo único que quería era que Carlota se pusiera bien.

Unos minutos después se marchó.

Mientras tanto, Carlota volvió a caer estrepitosamente en el amplio pasillo de su casa y ya no pudo levantarse.

Cuando llegaron los bomberos, la encontraron en el suelo y la ayudaron a levantarse, pero con gran dificultad. Luego la bajaron lentamente por las escaleras de su casa hasta la baja. Una caída en ese momento podría haber sido fatal para Carlota.

Colocaron a Carlota en una camilla y se dirigieron al hospital de Amarante, su hermana Helena también les acompañaba en la ambulancia.

Sus tensiones eran realmente malas, peligrosas, y seguían intentando estabilizarlas un poco con su propia máquina, lo que finalmente consiguieron.

 Es más, Carlota sabía, porque después de licenciarse en Derecho había hecho el Curso Superior de Medicina Legal, y sabía un poco de algunas cosas de medicina, que la tensión baja más peligrosa que la alta y más difícil de restablecer a la normalidad.

Cuando llegaron a urgencias del Hospital Amarante, y después de todos los trámites, a Carlota le pusieron una pulsera naranja y la llevaron a urgencias.

A Carlota le aterrorizaban las agujas, y de repente se vio pinchada por todas partes, en ambos brazos... por Dios... ¿qué era eso?

Estaba muy nerviosa, a su lado una anciana gemía y gritaba, la hermana de Carlota estaba sentada en una silla a los pies de la cama. Se notaba que estaba angustiada.

Carlota se tranquilizó un poco. Y entonces pensó: - Media hora más y estaría muerta. Muerta en casa."

La anciana miró a Carlota y le dijo: - Sufres de ansiedad. Cálmate, respira despacio como si apagaras una vela." Y así lo hizo Carlota. Se tranquilizó.

Carlota pensó: - Bendito ACP. Bendito Profesor Tiago Veloso.

Por suerte, pago una cuota mensual de 9,30 euros por ser miembro de oro de la ACP -así nos llaman, porque hay varios tipos de miembros con cuotas más baratas.

.Menos mal que pagué 14 euros para que el médico viniera a mi casa. No . El Doctor. Tiago Sousa Veloso acababa de salvarle la vida.

No dejaba de decir: -Por el amor de Dios , ¿qué es esto? ¿Qué me ha pasado? Estoy toda pinchada, ¡¡¡tengo un catéter y suero por las venas!!!

Unos minutos más tarde, entra una doctora de unos cuarenta años, muy amable, que se dirige a Carlota y le dice: - "Estás gravemente enferma. ¿Cómo has dejado que llegue a este punto?".

Unos minutos más tarde, Carlota se sometió a un TAC cerebral con contraste. Una hora y media más tarde, volvió a hacerse otro TAC de contraste, pero esta vez del tórax.

Su cerebro estaba un poco hinchado y su corazón también. ¡Su diabetes era de quinientos y pico!

Pues bien, después de casi treinta años sin ir al médico, porque siempre se encontraba bien, Carlota se hacía ahora todas las pruebas del tirón, ¡y alguna más que no se había hecho en treinta años!

La doctora temía que Carlota tuviera algo mal en el corazón, así que decidió trasladarla al Hospital de Penafiel, que tenía todas las especialidades. En Amarante no había servicio de cardiología.

Carlota entró en pánico. - ¿Cómo? Me voy a Penafiel.

Había visto varias veces en la televisión y en otros medios noticias poco alentadoras sobre el Hospital de Penafiel.

Noticias realmente malas, con colas de gente en los pasillos de urgencias, personas hospitalizadas y contagiadas por bacterias, algunas de las cuales murieron.....

Se volvió hacia su hermana y le dijo: -¡Helena, me llevan a Penafiel!

- ¿Cómo?

La hermana de Carlota entró en pánico, sabía que Penafiel no era un hospital fácil, era un hospital que cubría una población muy grande entre Tâmega y Sousa y tenía muchos pacientes.

Se resignó y se fue a casa. Las dos hermanas se despidieron entre lágrimas.

Una hora después, con todas las pruebas y análisis clínicos hechos, el médico elaboró un informe para Penafiel y se fue en la ambulancia a acompañar a Carlota junto con una enfermera. ¡Vaya! para ser controlada por el médico que la atendió en urgencias.

Durante el trayecto, ambos conversaron, cubriendo una distancia de 26 kilómetros y un trayecto que duró unos treinta y cinco minutos.

El médico volvió a preguntar a Carlota cómo se había dejado llevar tan lejos. Que estaba muy enferma.

También hablaron de los tribunales y del caso que el médico tenía contra ella a causa de un paciente que había muerto en sus manos.

Carlota acabó calmando a la doctora y dándole algunos buenos consejos.

Hospital de Penafiel - 23.30 horas

Emergencias

La ambulancia que transportaba a Carlota acababa de llegar. El médico habló con el jefe del servicio de urgencias, que inmediatamente le dijo: - "No tenemos sitio. Tiene que quedarse fuera, en el pasillo".

Pero mientras tanto, tras abrir y leer la carta que le entregó el médico de Amarante que acompañaba a Carlota, envió la camilla de Carlota a urgencias.

Carlota ni siquiera tuvo tiempo de despedirse de aquel médico cariñoso y atento. Pero pensó: "Algún día le visitaré y le daré las gracias". Y también a la enfermera, amable, competente y de la que Carlota había oído que había trabajado en Barcelona.

A pesar de estar enferma, Carlota estaba atenta a todo, a todas las conversaciones, incluso a las que tenían lugar en voz baja, atenta a todos los ruidos y movimientos, por lo que oía todo lo que los médicos y las enfermeras se decían.

Carlota tenía una memoria eidética y nunca olvidaba una cara o un rasgo.

La sala de urgencias estaba a pleno rendimiento aquella noche del 6 noviembre, con unas treinta camas llenas de pacientes, en una sala grande, enorme, y luego con una estación central con ordenadores y monitores no paraban de pitar, y montones de enfermeras y médicos a su alrededor.

Carlota estaba en una cama, flanqueada por otras dos camas, una a cada lado con dos ancianos.

Me habían picado una y , siempre haciéndome pruebas y análisis.

Un médico le dijo que tardaría al menos tres horas en obtener los resultados.

Carlota se sentía agotada y sedienta. Pidió agua varias veces, pero nadie se la dio porque le estaban haciendo más pruebas. Cada vez tenía más sed y la boca seca. Intenta dormir, pero no lo consigue.

En su lado derecho, el anciano tumbado en la cama comenzó: - ¡Oh! María... ¡Oh! María... ¡Oh! María... constantemente y sin parar.

Carlota ya no oía al hombre. Entonces gritó: -Cállate... cállate ...por favor, cállate."

Una enfermera se acercó al anciano y le dijo: - Cállate, deja dormir a los otros pacientes." Se calló, pero no por mucho tiempo.

7 de noviembre de 2024

Era jueves por la mañana. Carlota no había pegado ojo. Volvió a pedir agua y nada.

Media hora más tarde pidió: -Por favor, dame agua, por favor…

Entró una enfermera y contestó: - , sólo puedo mojarle los labios, y así lo hizo.

Pero Carlota seguía teniendo sed. ¿Cómo podían hacerle esto si ya sabían que había desarrollado diabetes y que la sed y la sequedad de boca eran una consecuencia?

Media hora más tarde, un cardiólogo vino a examinar el corazón de Carlota.

Una hora más tarde volvió para hacer otra.

Media hora después, una santa enfermera le dio a Carlota un vaso de plástico lleno de agua.

-¡WOW! Carlota se sintió como en el paraíso después de beber ese vaso agua... Por Dios... gracias Señor.

Carlota estaba agotada e inquieta. De repente, una enfermera se acerca a Carlota, casi la pone cara a cara y le dice : "¿Quieres morir o quieres que te atiendan?

¡Jesús! ¿Qué ha sido eso?

Carlota sólo llevaba su teléfono móvil, su DNI y su medalla de San Benito en el pecho y pidió que se le permitiera conservarlos.

No tenía una foto de su papá con él. Nada de nada. Ni siquiera su libro de oraciones diarias que siempre la acompañaba.

A lo largo de la tarde le hicieron más pruebas cardíacas. Tomó dos botellas más de suero salino. No le dieron de comer. Pero Carlota tampoco tenía hambre, sólo una sed extrema.

Iba a pasar allí otra noche, la segunda, y Carlota temía que fuera igual o peor que la anterior.

El viejo continuó aquella : - Oh Maria...Oh Maria...Oh Maria...

Pero esta vez Carlota no dijo nada, no abrió la boca, se dejó estar en ese pequeño capullo que era su camilla. Y así consiguió dormir un poco.

En mitad de la noche, el servicio de urgencias recibió a un nuevo paciente, un joven de unos veinte años que gritaba y profería disparates en voz alta como "ca....o", "f......e".

Dios mío. pensó Carlota para entros. La paz se había acabado.

Capítulo 4

8 de Noviembre de 2024

Viernes-10h

Carlota se despierta con la noticia de su cardiólogo de que su corazón está bien. Pero la acompaña un médico que le dice que tiene DM - Diabetes Mellitus.

- "¿Qué?", preguntó Carlota.

-Así es. ¿Tienes diabetes?

-No que yo sepa.

-¿Tiene algún diabético en su familia?

-No que yo sepa.

-¿Tiene hijos?

-No -respondió sencillo Carlota.

-¿Pero por qué? ¿Porque no podías o porque no querías?

-¡¡¡OH!!! Carlota , Carlota, estaba flipando......

Carlota respondió con sencillez: - Porque no me apetecía.

-Bueno, la señora tiene diabetes, aquí tiene una medicina para tomar.

-Pero señor doctor, ¿sabe usted si tengo algomás? -preguntó Carlota asustada.

El médico estaba , parecía decir .

Y me contestó secamente: - No lo sé, soy endocrinólogo y me llamaron sólo para decirte esto.

Se fue con el cardiólogo, que apareció una hora más tarde para dar el alta a Carlota.

No más. No más. Así de simple.

Carlota salió del hospital a mediodía, sin un papel, sin una carta, sin nada, sin copias de todas sus pruebas. .

Llamó a su hermana para que la buscar.

Media hora más tarde, Carlota volvía a casa en el coche de su ahijado, que había venido a recogerla.

Seguía tan mal como antes. No podía moverse.

Cuando llegó a casa, su ahijado Gonçalo la ayudó a subir las escaleras y Carlota se fue a la cama. Estaba destrozada.

Gonçalo se asustó mucho al ver así a su madrina.

Una mujer que siempre había sido luchadora, llena de vida, parecía un cadáver.

Llegó a casa de sus padres angustiado y dijo: - Mamá, papá, Caminda (nombre con el que se llama Carlota desde pequeña, y así se ha quedado) está muy mal, muy mal, tenéis que ir a verla hoy sin falta.

La ahijada de Carlota y su marido se angustiaron y fueron directamente allí. Cuando llegaron a la habitación de Carlota y la vieron postrada y blanca como la cal, se alarmaron. Nunca la habían visto así.

Graça vio así a su madrina y le dijo a su madre, la hermana de Carlota: -"Ay, mamá, Carlota está muy mal, está muy mal, está muy mal.....".

Pasaron cuatro días y Carlota estaba cada vez peor, no paraba de vomitar.

Helena no sabía qué más decir o hacer. Entonces pensó en llamar al médico de la ACP, pero no contestó.

12 y 13 de Noviembre de 2024

Helena le envió un mensaje al que el médico respondió hacia medianoche. Al día siguiente dispuso que Carlota se sometiera a una serie de análisis que él le prescribiría y pidió que fueran urgentes.

Carlota recibió la receta en su teléfono móvil; nunca había visto tantas pruebas que hacer en toda su vida.

Helena pidió un taxi y se dirigió al Hospital de Felgueiras. En el hospital se quedaron asombrados; nunca habían visto que se realizaran tantos análisis extraños y raros.

Preguntó por la urgencia y si podían irse a casa.

La señora del mostrador le dijo que sí, pero que tenía que llevar a la enfermera a casa y traerla de vuelta. El servicio de la enfermera era gratuito. Sólo tenían que llevarla y traerla de vuelta.

Helena pagó por los análisis, ¡unos 77,70 euros! WOW... qué caro, pero en fin.

Metió a la enfermera en el taxi, la llevó a casa, le sacó varios viales de sangre a Carlota y luego cogió el taxi de vuelta al hospital.

¡¡¡Al día siguiente Carlota cogió un taxi para recogerlos de urgencias, y pagó 20 euros por una cita de urgencias que no le dieron!!!

El médico de ACP había pedido abrirla y ver. El médico de urgencias se limitó a decir que el valor era demasiado alto y que estaba mal, ¡¡¡tenía que estar en torno a 7 y Carlota tenía 12!!!

¿De qué se trataba? Era el llamado valor de hemoglobina glucosilada (HbA1C), que superaba el 6,5%. Era grave.

Carlota llegó a casa y envió un mensaje de texto con los resultados al médico.

El miércoles 13, sobre las ocho de la tarde, el Doctor Tiago Veloso llamó a Carlota y le dijo que el problema era grave, que tenía cetoacidosis diabética y que tenía que ir ya al hospital porque sólo allí podrían tratarla. Tienen que restablecer todos los niveles del organismo de Carlota a la normalidad.

Carlota se sobresaltó y contestó: - Señor doctor, ahora no puedo moverme, ¿puedo ir mañana al hospital?

-Si no quieres ir ahora, ve mañana.

Carlota buscó en Internet qué era la cetoacidosis diabética y lo que leyó le sorprendió.

La persona podría caer en coma e incluso morir.

¿QUÉ? Por el amor de Dios, ¿qué?

Carlota esperó una hora más, pero entonces su hermana entró su habitación y le dijo: - Carlota, no vamos a esperar más, nos vamos enseguida al Hospital de Penafiel.

Eran ya las once de la noche. Llamaron a un taxi y se fueron, Carlota decidió que sería más rápido que llamar al INEM. Y así fue.

Carlota estaba destrozada, cogió su bastón y subió al taxi con su hermana. Iba en el asiento delantero.

Estaba tan mal, tan mal, que el taxista, que ya era conocido de ambos y siempre estaba dispuesto cuando se le necesitaba, dijo: - ¡Nunca en mi vida he visto a un médico de esa profesión en tan mal estado!

Carlota se limitó a responder que ser doctor no tenía nada que ver con su estado de salud.

El médico acababa de salvar de nuevo a Carlota con sus consejos y su sabiduría.

Cuando llegaron, fueron directamente a urgencias y, tras el triaje, le pusieron a Carlota un brazalete naranja y la trasladaron de la silla de ruedas a una camilla. La enfermera dijo que Carlota estaba realmentemal, muy mal. Carlota le contestó que había visto en la Red que podía morir.

Inmediatamente, la enfermera replicó: - "Bueno, todos tenéis la costumbre de entrar en Internet para ver lo que no debéis."

Carlota montó en cólera y replicó en su fuero interno: - Señora enfermera, yo no veo cualquier cosa en la Red, sé muy bien lo que quiero ver y filtro lo que me interesa.

La conversación terminó ahí mismo.

Antes de entrar en el salón, Carlota lloraba y sólo le pedía a su hermana que no perdiera el bastón, para poder conservarlo cuando llegara a casa.

-Por favor Helena, por favor no pierdas mi bastón.

-Tranquila, Carlota, que ya la he metido en el taxi.

¿Qué era ese bastón que tanto le da a Carlota?

Era el bastón de graduación de Carlota. El bastón rojo de su graduación en la Facultad de Derecho de la Universidad de Coimbra. WOW. ¡Caramba! verdad. ¡Un bastón de más de 33 anos ! No me extraña.

¿Y por qué aparecía ahora ese bastón?

Porque Carlota necesitaba uno para moverse por la casa y no tenía. ¿De verdad tendría que comprarme un bastón normal?", se preguntó.

De hecho, Carlota tiene muchos bastones de sus paseos y visitas a Santigo de Compostela, donde también estudió, después de Coimbra, con su nombre grabado en algunos de ellos, pero no son prácticos para ayudarla a caminar de forma más eficiente.

El bastón de graduación es de madera resistente y tiene un gran mango curvado. Era ideal para el momento.

Y tanto es así que, en cuanto pudo hablar en el hospital, lo primero que Carlota le preguntó a su hermana fue si tenía guardado el bastón.

-Por supuesto -respondió Helena-.

Unas enfermeras vinieron a recoger a Carlota y la llevaron a la misma habitación donde había estado Carlota la primera vez. Sólo que ahora estaba más lejos y en un rincón con pared.

La conectaron a una máquina con un monitor y de repente pitar. Carlota sintió que se desmoronaba, que su oxígeno bajaba rápidamente, que podía morir en cualquier momento.

De repente Carlota ve a cinco enfermeras angustiadas su , pinchando aquí pinchando allá, una de ellas muy comprensiva le dice:- Lo siento querida pero hay que hacerlo, este pinchazo te va a doler mucho ¿vale?

Pero Carlota ya no quería saber nada, no oía nada, le parecía que se iba a morir allí mismo.

Ya no le importaba lo que le hicieran a su cuerpo, ahora sólo quería morir.

Aquel jueves por la mañana fue terrible, completamente traumatizante.

Luego hubo más médicos, más pruebas, más picaduras, algunas de ellas sucesivas, en el interior de mi muñeca derecha, en el borde de un pequeño hueso que tenemos allí.

Sí que dolían mucho y los médicos pinchaban y pinchaban en busca de la vena.

Oh Dios mío...... ¡¡¡qué lejos has llegado Carlota!!! Ahora dejas que te hagan de todo. Que ironía del destino.

Carlota recibió suero, insulina y otros líquidos para restablecer todos sus valores a la normalidad, iones, protones y todo lo demás.

Una hora más tarde, un médico muy comprensivo le administró insulina en el estómago y explicó a Carlota que padecía diabetes mellitus.

Ya sabía que Carlota era especialista en derecho internacional, que viajaba a menudo al extranjero (Carlota no sabía quién se lo había dicho a la doctora) principalmente a Estrasburgo, y que cuando viajaba en avión no podía llevar la insulina en la bodega, sino en el costado.

Le deseó lo mejor a Carlota, le recetó nuevos medicamentos y le dio el alta, ya que las pastillas anteriores le sentaban muy mal y las rechazó al cabo de tres días.

Carlota fue dada de alta hacia el mediodía. Sólo estuvo doce horas en el hospital.

¡WOW! ¡¡¡Esta vez todo fue tan rápido, eficiente y con un equipo médico fabuloso!!! ¿Quién lo hubiera hecho?

Sí, esta vez Carlota pudo decir con la boca : "¡Bendita sea la ENS de hoy!

De repente, al fondo de la sala, Carlota ve a un grupo de personas y a un médico que le hacen preguntas y le dicen:-" Quiero saberlo todo sobre la doctora Carlota."

Las enfermeras y los médicos que estaban en el grupo preguntaron inmediatamente:
- ¿Dra. Carlota? ¿Quién es la Dra. Carlota?

Se pusieron a pensar y Carlota escuchaba en silencio en su rincón, sin decir nada. También estaba petrificada porque el hombre que estaba al lado de su cama acababa de morir de un ataque epiléptico, justo de ella, sin que ni siquiera una cortina separara las dos camas.

¡Qué surrealista! Pero era la más pura de las verdades. El hombre temblaba por todas partes y nadie fue a verle.

Carlota era tan sencilla y tan humilde, incluso allí, en aquella cama de hospital. Completamente desprovista de grandeza, de manías, y sin embargo tan importante era y es.

De repente, una enfermera se levanta y dice: - "Hay una señora al fondo que se llama Carlota Cardoso."

-Así que realmente es ella - dice el director de emergencias. - Quiero saberlo todo ya. Y no le darán el alta hasta que todo se haya solucionado para que no ocurra como la primera vez.

-Qué bien, pensó Carlota. Ahora se preguntaba por qué no la habían tratado así la primera vez. Aún hoy piensa en ello.

14 de Noviembre de 2024

Mediodía - Hospital de Penafiel

Carlota salió del hospital después de conocer a la enfermera especialista en diabetes. Le enseñó a Carlota a pincharse con la pluma de insulina, a pincharse los dedos y a medirse la glucemia capilar a diario y cuáles son los valores normales, y a ser muy estricta en esos procedimientos.

Carlota ya de vuelta, con mucho mejor aspecto y agarrando de nuevo su querido bastón.

Qué dos semanas tan horribles habían sido.

Llegó a casa e inmediatamente dejó el bastón en su despacho junto a su chistera de copa rojo, que conserva con cariño treinta y tres años, ya que el día de su cortejo de formatura fue firmado en su interior por muchas personalidades ilustres, algunos de ellos sus maestros.

La chistera de Carlota llevaba las firmas del difunto Lucas Pires, Pérez de Cuéllar, que entonces era Secretario General de la ONU y había venido a Coimbra a visitar la Facultad de Derecho, la firma de Mário Soares, Orlando de Carvalho, el temible profesor de Derechos Reales, Figueiredo Dias, el profesor de Derecho Penal y el Rector, el profesor Rui Alarcão, que firmó el Diploma de Carlota, entre otros.

Y la chistera de copa de Carlota era muy especial, porque la noche del desfile de 5° ano de formatura, el coche de su curso , con su viento y su velocidade, la chistera de copa de la cabeza de Carlota.

-¡OHH!!! Por el amor de Dios, ¿y ahora qué?

El sombrero de copa de Carlota había volado hasta un árbol grande y muy alto en el interior de una pensión de la avenida junto al río Mondego.

Bajaron todos del coche y fueron directamente a ver al dueño de la pensión, quien, al ver que Carlota lloraba copiosamente, les dejó subir al árbol para coger la chistera , pero estaba demasiado alto.

¿Qué hacemos ahora? Uno de los compañeros de Carlota pensó en el Cuerpo de Bomberos de Coimbra. –" Eso es", dijeron todos al unísono.

Fueron al parque de bomberos, que accedió a la petición de Carlota.

Y minutos después, estaban todos colgados del camión de bomberos, con sus trajes y sombreros de copa volando.

Pasó media hora, y entonces los bomberos bajaron la chistera de Carlota con una grúa.

Carlota estaba exultante. Estaría agradecida de por vida. Y tanto fue así que al día siguiente el Diário de Coimbra sacó en portada una fotografía del coche de bomberos con Carlota colgada del coche con su sombrero de copa en la cabeza y sus amigos a su lado.

Y el titular del periódico decía simplemente:

"Soldados de la PAZ de Coimbra salvan la chistera de un estudiante de Derecho."

 Carlota guarda religiosamente un ejemplar de este periódico.

¡WOW! Carlota, tienes tantas cosas buenas en la vida, tantos recuerdos fabulosos y únicos. ¿Por qué quieres morir? ¡Joder!

Después de dejar el bastón, se dirigió a su escritorio y cogió su agenda. No había escrito en ella desde el 4 de noviembre. ¡Dios mío!

Mientras tanto, coge el teléfono y recibe la terrible noticia de que doña Beatriz de Vasconcelos, de 93 años, ha fallecido.

 Era una de las mayores clientas y amigas de Carlota, al igual que sus hijas, especialmente su hija Manuela de Lemos Vasconcelos, una gran empresaria del sector textil para la que Carlota trabajaba.

Estaba triste y lloraba. Había muerto el día anterior, el 13, y Carlota estaba en el hospital. No pudo despedirse de ella ni ir al entierro, y se dio cuenta de que ni siquiera podría asistir a la misa del día 7.

Dios, qué mal, qué triste estaba Carlota. Cuando se recuperara, lo primero que haría sería visitar a doña Beatriz, que ahora vivía en una capilla privada de la familia, junto a su marido, en el cementerio de Lanhoso.

Beatriz era una señora muy rica, pero de una enorme sencillez y grandeza. Adoraba a Carlota e incluso decía que era su tercera hija.

Carlota también adoraba a doña Beatriz de Vasconcelos y la echaría muchísimo de menos.

Abrió su diario por la hoja del 4 de noviembre y escribió: muy enfermo. Día 5 muy enfermo. Día 6, día 7 muy enfermo en el hospital y así anotó todos los días que faltaban hasta el 14 de noviembre.

Cada día escribía al final: "Gracias Jesús por estos días, por horribles que hayan sido."

Entonces se dio cuenta de que no había gastado nada de dinero en todos esos días. Jesús: cero euros gastados. Ni siquiera un café en la calle.

De verdad, si no sales de casa, gastas cero. Cero.

Luego escribió: gastos de taxi, 200 euros; farmacia y médicos, más de 600 euros.

Un mes de baja y Carlota tuvo que echar mano de sus ahorros. Tuvo que volver a trabajar rápidamente.

Al pie de la agenda de ese día, 14 de noviembre, Carlota escribió en letras difusas:

EL COMIENZO DE UNA NUEVA VIDA

Irónicamente, ¿saben los lectores de este libro qué día es, el 14 de noviembre? EL DÍA MUNDIAL DE LA DIABETES.

Carlota pasó los diez días más horribles de su vida. Pero salió viva, ilesa y con una terrible enfermedad crónica para el resto de su vida. Tendría que vivir con ella. ¿Lo lograría?

Sólo el tiempo lo dirá.

Capítulo 5

La nueva vida de Carlota

15 de noviembre de 2024

Carlota salió a la calle por primera vez, quería conducir, para ver cómo le iba cogió su querido bastón para ayudarse a desplazarse.

Fue con su hermana al centro de Lixa para hacer nuevas compras ahora que Carlota tenía que comer cosas muy diferentes. Compró yogures desnatados y sin azúcar, galletas sin azúcar, leche desnatada, que ya bebía, pasta integral y refrescos de cola zero.

¡WOW! Ni pasteles, ni zumos, ni café, ni azúcar. Pero mucha verdura, sí, mucha verdura.

 Media hora más tarde, se sintió muy cansada y condujo muy despacio hasta su casa.

No está mal para empezar.

La profesora Guilhermina Rego llamó al día siguiente, en cuanto supo que Carlota había salido del hospital. Tras una larga conversación, le dijo a Carlota:- "La doctora Carlota tiene diabetes crónica. No tiene cura. ¿Qué ha estado haciendo? Ahora tienes que ser muy cuidadosa, muy rigurosa y el rigor que aplicas cada día en tu profesión y en la abogacía. Todos los que te conocemos te necesitamos mucho, doctora, se te echa mucho de menos".

Carlota le agradeció la llamada y se sintió muy emocionada. Pero las palabras de la Doctora. Guilhermina nunca se olvidaron.

Todos los días se acuerda de ellos.

Pero los días pasaban y no eran fáciles. Carlota cayó en una depresión, poniéndose a la altura de su hermana casi todos los días, por culpa de las pastillas, porque bebía muy poca agua, porque se dejaba ir cuesta abajo.

Y como las pastillas le daban náuseas, Helena empezó a dárselas a Carlota a escondidas, machacadas en el pan del desayuno o en la leche, y ella no se daba cuenta.

Pero una semana después, con dolor de conciencia, Helena le confesó a Carlota lo que había estado haciendo.

 Pero ella no dijo nada, no la reprochó ni se enfadó. A partir de ese día, Carlota empezó a tomarlas y se acostumbró a ellas.

Y meterse a las bravas con Helena era lo peor que podían hacerle a Carlota, que estaba sencillamente destrozada. Helena lo era todo para Carlota, su puerto seguro, y rara vez se enfadaban la una con la otra.

Carlota fue a Google a buscar cosas sobre la diabetes, pero sabía que no era así. No pudo ver ningún sitio, porque la red estaba llena de sitios poco fiables. La información sobre la diabetes abundaba en la red como las setas que crecen en los bosques.

¡¡¡Muchas de las noticias eran devastadoras: podías morir, podías caer en coma, te podían amputar las extremidades inferiores, podías quedarte ciego, podías tener pie diabético.........Por Dios!!!

Carlota estaba aún más horrorizada. Y más asustada. Y volvió a su paranoia anterior: prefería morir.

Se volvió hacia su hermana llorando y le dijo: - Estoy acabada Helena, estoy acabada.

- Mi vida se ha acabado, no tiene sentido. ¿Qué hago aquí?

Helena, furiosa de la vida y desesperada por ver a Carlota así, replicó con dureza: "Si quieres morir, mátate de una vez."

Helena hizo esto para que su hermana reaccionara y no se dejara .

Pasó otra semana, con altibajos, y el día 21 Carlota tenía una cena con un cliente muy importante, en la que estaría presente uno de los abogados con los que trabajaba.

La cena ya se había pospuesto dos veces y no podía aplazarse más.

Era urgente y Carlota tenía que ir, y encima tenían un juicio para esta empresa en Felgueiras al día siguiente, el 22, a las diez. Era una continuación y Carlota tenía que ir también.

Estaba nerviosa por los días que se avecinaban.

Carlota lo hacía todo bien y absoluto rigor, se inyectaba la insulina por la mañana, luego desayunaba, después tomaba la píldora y se pinchaba muchos dedos durante el día.

Carlota se estaba volviendo adicta a los mordiscos, a veces hacía ocho al día y estaba cansada de malgastar cintas y picos.

-¡Jesus Carlota! Para , para. Dijo su hermana y algunos amigos.

Pero me parecía un añadido, el hecho de que siempre quisiera comprobar mis niveles de glucosa en sangre.

Y si eran altas, entonces Carlota se angustiaba mucho y se ponía muy nerviosa.

Y el rigor que Carlota implantó en su vida la llevó a renunciar definitivamente al azúcar el 14 de noviembre. Cuando estaba en la oficina de Felgueiras, a veces iba a la cafetería a desayunar, pero lo dejó para siempre.

Dejó de tomar café, que le encantaba pero le daba miedo, al menos hasta que fue a la consulta del médico de cabecera.

Renunció a todo tipo de pasteles y al pan blanco que tanto le gustaba. Solo comía pan negro y pan de centeno, nada de cereales ni pan integral.

¡¡¡WOW!!! ¿Qué es esto Carlota? Todos en la familia estaban completamente atónitos ante un cambio tan radical.

 Se preguntaban si siempre sería así o si al cabo de unos meses Carlota retrocedería y volvería a los dulces.

Pero su hermana Helena estaba completamente segura, después de lo que veía cada día, de que Carlota no iba a dar marcha atrás. Y así se lo dijo a su hija y a su yerno.

En la semana crucial en la que tuvo que ir a la cena y al juicio del día siguiente, Carlota se atrevió a caminar sin bastón y a salir a la calle sola sin él y sin la compañía de su hermana.

Se dio cuenta de que aún tenía que bajar y subir las escaleras, una a una, porque de lo que pronto se dio cuenta es de que le dolían mucho las piernas, le ardían y le picaban. Eran dolores extraños, horribles.

Habló con un médico amigo que le dijo que al principio era normal. Aun así, Carlota estaba triste, y aún lo estaba más cuando tenía que subirse a un taburete bajo para llegar al armario superior de la cocina.

Carlota puso el pie derecho en el banco y luego intentó subirse con el segundo, pero no podía doblar la pierna izquierda para hacerlo.

-¡Arriba! ¿Qué es esto? Se asustó aún más y pensó: -¿Se me paralizarán las piernas? Volvía a estar aterrorizada. De hecho, cada día era una sorpresa, con cosas buenas y malas.

Pero esta semana era crucial para Carlota y el jueves se arregló para ir a cenar. Quedó con el cliente en la fábrica, dejó su coche en el aparcamiento de la empresa y se fue en el coche del cliente.

El cliente era un hombre de 73 años, un gran empresario del calzado, que conducía un Mercedes Clase S, último modelo y fabuloso. A Carlota le encantaban los coches.

El viaje transcurrió sin contratiempos, el cliente condujo con seguridad y eficacia y parecía que Carlota estaba en una cuna.

Incluso comentó después a su hermana que, de todos los viajes que había hecho con clientes al volante, ese viaje y ese trayecto habían sido los mejores de su vida.

Durante el viaje, el cliente le preguntó a Carlota si se encontraba mejor, él había estado muy preocupado por ella, cosa que Carlota le agradeció, y entonces sintió que podía abrirse del todo y decidió contarle que había desarrollado diabetes y que estaba muy triste.

El cliente respondió inmediatamente:- "Dra. Carlota, no ponga esa cara, tengo diabetes desde hace veintitantos años. Me la diagnosticaron a los 52 años y estoy aquí fresco como una patena. Durante muchos años no fui al médico porque estaba sano, pero luego me pasó esto.

Me pongo la pluma por la mañana con la insulina, 14 unidades, dos pastillas al día, una la mañana y otra por la noche, y tengo un aparato en el brazo para medirme la glucemia capilar.

Carlota se animó un poco más. Ella también explicó lo que hacía, pero tomaba 16 U y sólo una pastilla al día.

Habían planeado ir de Felgueira a Oporto para comer pescado a la parrilla, pero luego no salió como habían pensado.

Aun así, Carlota no comió ningún entrante, mientras que los demás comieron melón, jamón y aperitivos salados. Mentira: Carlota comió dos pasteles de bacalao, pero no tocó el vino, siempre bebió agua, luego comió lubina a la plancha con dos patatas, zanahorias y verduras y de postre comió piña pero luego dejó de hacerlo porque no le sabía bien.

Se resistió a no tomar café y ni siquiera descafeinado.

¡WOW! Carlota, lo has hecho muy bien", se dijo.

Llegó a casa a medianoche y estaba muy cansada, pero me alegro de que lo hiciera, porque era Carlota la que conocía bien todo el proceso. Todo había salido a la perfección.

Al día siguiente Carlota se vistió de nuevo para ir al juicio de Felgueiras de la misma empresa. Se preparó y cogió su nuevo accesorio junto con el bolso y el maletín. ¿Y qué era?

Una bolsa que contenga un termo con agua caliente, una caja de galletas, una clementina, tu tabla de cortar y las cintas pertinentes.que Carlota llamaba pajitas, y dos sobres de azúcar porque su glucemia estaba por debajo de 70.

Todos los días se llevaba esta bolsa cuando salía, sólo cambiaba la pieza de fruta.

Y es que a Carlota le habían dicho que tenía que comer al menos cada dos horas y, de hecho, cuando pasaban dos horas, el cuerpo de Carlota le enviaba señales, empezaba a temblar mucho, sentía que se iba a desmayar y sólo se calmaba cuando se llevaba algo a la boca.

¡Dios mío, Carlota, qué vida tienes ahora!

A mitad del juicio en el que asesoraba al abogado, tuvo que salir a comer y beber algo, se estaba acostumbrando a su nueva vida.

Otra etapa superada.

Capítulo 6

Los días pasaban y noviembre, el noviembre más horrible de toda su vida, no tenía forma de acabar.

Un día Carlota se olvidó de tomar su pastilla y no pudo tomarla por la tarde. Se asustó y no se lo dijo a su hermana hasta mucho después, cuando se enfadó y se angustió.

Para remediar la situación, Carlota decidió programar una alarma diaria en su smartphone para que le recordara que debía tomar la píldora. Remédio Santo.

Pasaron unos días más y Carlota salió con su hermana y se olvidó de ponerse la insulina, que es lo primero que hace por la mañana.

Volvieron al cabo de media hora para administrarse la insulina. Dios mío, era mucho para asimilar.

Mientras tanto, Carlota había leído en un estudio de la CUF que los nervios y el estrés eran una de las principales causas de la diabetes. Y Carlota era muy ansiosa y cismática, además de su intensa vida laboral.

En los primeros días de su regreso, Carlota tuvo mala vista, visión borrosa, dolores de cabeza y dificultad para escribir.

Empezó a tener miedo e incluso se preguntó si se había vuelto menos inteligente. Parecía que no podía pensar, pero se equivocaba, sólo era cansancio y aún no estaba completamente curada.

Pocos días después, se lo comentó a la profesora Guilhermina, quien, nada más oír el arrebato de Carlota, se echó a reír y dijo que Carlota nunca sufriría esa dolencia, de eso estaba segura. Carlota se alegró con aquella respuesta y se puso mucho más alegre.

El penúltimo día de noviembre, Carlota quiso ir a Oporto a ver a su mamá, pues ambas se echaban mucho de menos.

Después de venir de Madrid, Carlota recibió una invitación de un importante abogado de Felgueiras y, tras muchos viajes de Oporto a Felgueiras y viceversa, decidió trasladarse a Macieira da Lixa, ya que su casa estaba a sólo seis kilómetros del despacho del abogado, que también tenía oficina en Oporto.

Pero Carlota pasó a dirigir la oficina de Felgueiras. Era maravilloso, apenas gastaba gasolina de menos, no pagaba peajes, no pagaba aparcamiento, aparcaba siempre fuera de la oficina y no perdía el tiempo en colas de tráfico.

¡WOW! ¿Podría haber un paraíso mejor?

Entonces Carlota se encariñó mucho con Maceira da Lixa, le encantaba vivir allí, en la tranquilidad cotidiana, en la inmensa quietud de los fines de semana, paseando a sus perros por el jardín. El sonido de los pájaros, el canto de los gallos, la campana de la iglesia la hora.

Fue maravilloso vivir en la provincia, por muy tonto que muchos digan que es.

A Carlota no le importaban los tontos, tampoco hablaba mucho con los vecinos y era muy reservada, igual que su hermana.

Luego tuvo un enorme despacho en su casa y a menudo se quedaba allí a trabajar, y producía mucho más en esa tranquilidad.

Y a la hora de escribir, se sentía como en el paraíso, la inspiración le llegaba a raudales.

Cinco años en Macieira da Lixa hicieron que Carlota dejara de pensar en su querida ciudad de Oporto. No echaba nada de menos, todo era más barato, la comida, la fruta y la verdura de los agricultores, ¡¡¡verdaderamente ecológicas y baratas!!!

Y la carne era la misma, directamente de las vacas en los pastos. El pescado era más caro, porque tenía que venir de la costa.

Todo era armonía, paz y tranquilidad.

Sin embargo, la anciana madre de Carlota era una señora muy independiente y cualquiera que le quitara su casa de Oporto y viviera en Oporto la habría matado.

A menudo venía a pasar unos días en Macieira da Lixa, pero luego regresaba a su casita de Oporto, en Virtudes, el barrio histórico de Oporto, cerca del Palacio de Justicia.

Y mientras su madre se mantuviera sana e independiente, Carlota nunca cometería la atrocidad de alejar a su madre de la ciudad de Oporto y de su hogar. Estaba segura de que si lo hacía, su madre no duraría mucho y Carlota nunca se lo perdonaría.

Capítulo 7

Carlota fue con su hermana a ver a su madre. Salió sobre las 9.30 de la mañana, para no encontrarse con tráfico denso en los peajes.

 El viaje fue rápido, pero después del peaje, y en la VCI, Carlota tardó otros cuarenta minutos, y luego desde el Palácio de Cristal hasta Virtudes tardó otra media hora.

Eso fue suficiente para poner nerviosa a Carlota, y cuando llegó a casa de su mamá, probó bocado y ¡¡¡209 de diabetes!!! ¡¡¡Y había salido de casa con 124!!!

Se asustó. Tenía que encontrar una manera de controlar sus nervios.

Abrazó a su madre con gran nostalgia y ambas lloraron. Una hora más tarde, Carlota se fue con su hermana y su madre a comer cerca de su casa, en el Passeio das Virtudes. Las tres comieron un prego con pan que estaba fabuloso, sin salsas, y cada una bebió una cola zero natural. Nada de café.

Entonces Carlota y su hermana volvieron a casa.

Eran cerca de las tres de la tarde, y para salir de Oporto, Carlota se encontró de nuevo atascada, la salida hacia Ermesinde y el peaje estaba en pleno apogeo.

Fue suficiente para volver a ponerle de los nervios y cuando llegó a casa su glucemia estaba por encima de 250, ¡¡¡tenía 274!!! Y más de 250 era grave.

Entonces llamó a la enfermera especializada en diabetes del Hospital de Penafiel. Ésta tranquilizó a Carlota y le dijo que era normal, pero que si los nivelessi permanecían altos durante más de ocho días, entonces tendría que ir al hospital.

Sin embargo, al día siguiente todo volvió a la normalidad y Carlota se mostró más alegre.

El comienzo de diciembre empezó con Carlota trabajando casi al 100%. Su vista había mejorado, su razonamiento y su pensamiento estaban como , en su mejor momento, pero seguía un poco cansada. Pero no era para menos, Carlota aún llevaba un mes sin recuperarse.

Las náuseas matutinas desaparecieron, en gran parte porque Carlota tomaba, por recomendación de un cirujano vascular conocido de su hermana, un protector gástrico llamado "PARIET", y era realmente milagroso. Era el primer medicamento que Carlota tomaba a primera hora de la mañana y con el estómago vacío.

Carlota estaba más animada ahora, volvía a trabajar duro, surgían más casos nuevos, pero ahora intentaba no ponerse tan nerviosa.

Era una tarea ardua, pero lo estaba consiguiendo. ¡WOW!

Los amigos estaban asombrados pero contentos. Los clientes también.

Cuando Carlota salía a comer con los clientes, éstos se abstenían respetuosamente de pedir dulces de postre, pero Carlota siempre decía que a ella no le afectaba, que podían comer lo que quisieran.

Carlota se resistía a los entrantes, los vinos y los dulces, e incluso a la fruta muy dulce.

Le encantaba el mango, pero ahora sabía que tenía que evitarlo a toda porque era demasiado dulce. Lo dejó para siempre.

Cuando iba a comprar el pan, Carlota se resistía a aquellos escaparates llenos de dulces, pasteles y todo lo demás.

Sinceramente, no me apetecía comer nada.

Ahora que llegaba la Navidad, Carlota era consciente de lo que se avecinaba, pero sabía que tenía fuerzas para resistirse a todo tipo de dulces y estaba segura de que podría hacerlo.

Capítulo 8

Carlota pasó por un sufrimiento atroz, indescriptible, que no le desearía a nadie.

Seguía sin tener miedo a morir; lo que no quería, y era muy distinto, era el hecho de no volver a pasar por lo que había pasado en aquellos diez días.

Carlota dejó de beber el agua de las rocas, que antes bebía mucho, pero con esta enfermedad ahora le aterrorizaba vomitar. Sólo pensar en vomitar la aterrorizaba. Recordaba el dolor que le producían los vómitos en el aparato digestivo.

Por Dios, eso es lo que no querías en tu vida. Nunca más.

Entonces se dio cuenta de que su paladar había cambiado.

Antes le encantaban las bebidas frías, pero muchas aún tenían que llevar hielo y ahora no podía tomar bebidas frías o heladas. Lo único que le gustaba ahora era el agua caliente, no tibia, sino caliente.

Almorzaba y bebía agua caliente, merendaba y bebía agua caliente, y siempre tenía un termo con té o agua caliente y galletas sin azúcar en su despacho.

Cuando salía, la misma botella llevaba siempre agua caliente o té caliente.

¿Qué es eso de Carlota? - preguntó.

Carlota no podía explicarlo, no tenía respuesta a esa pregunta. Lo único que sabía era que ahora amaba el agua caliente y que sabía a vida.

Entonces no podía comer piña ni ananá, que era otra fruta que le encantaba. Pero ahora, además de saberle mal, le daba ardor de estómago.

Dios mío, Carlota, tienes que prepararte de verdad para una nueva vida, muy diferente de anterior", pensó para sí.

Un día en casa, Carlota y su hermana decidieron hacer una limpieza radical de los armarios de la cocina y la despensa.

En primer lugar, tiró todo lo que ya estaba abierto e injertado y que no podía comer, incluso tiró mucho en los campos para los gatos callejeros.

Adiós mermeladas, adiós chocolates, adiós galletas Milka, adiós pasta blanca, adiós paquetes de patatas fritas, adiós carne picada, adiós jamón, adiós salchichas, adiós jamón ibérico.......¡¡Oh!!! Por Dios, ¿qué voy a comer ahora?

Entonces decidió dar todo lo que le quedaba a los vecinos de al lado, a los que quería mucho.

Los armarios se vaciaron y la nevera fue casi toda por el mismo camino.

Carlota se despedía ahora de los embutidos, las carnes procesadas y la carne roja, entre otras cosas.

Empezó a comer más pavo y conejo, ¡¡¡que eran precisamente dos de las carnes que más odiaba!!! Pero tenía que hacerlo, si Carlota quería realmente alcanzar el rigor que se había propuesto y prometido a sí misma.

Y con este rigor llegaron nuevos hábitos, como comer siempre gelatina de postre, algo que antes odiaba. Y solía comprar gelatina sin azúcar.

Rigor en el desayuno,, siempre con leche y café granulado con cereales y pan de centeno tostado con mantequilla sin sal. Así era todos los días, y así sería.

Entonces siempre intentaba comer a las mismas horas del día para establecer una rutina. Comer a la hora adecuada era esencial para un diabético.

Comía cada dos horas y media, por lo que hacía al menos seis comidas al día, e intentaba dormir a pierna suelta por la noche, sin pasar más de ocho horas sin comer.

Había leído que dormir era esencial y que la falta de sueño un signo de diabetes, al igual que el insomnio y los temblores intensos.

Y echando la memoria atrás, Carlota se dio cuenta de que en los últimos meses había dormido muy poco, se pasaba horas enteras por la noche sin dormir, a todas horas, se paseaba por la casa sin dormir nada.

Y este rigor Carlota lo mostraba tanto si estaba en casa todo el día, como si salía a trabajar o incluso a dar un paseo. , iba al restaurante de siempre, que, de ser barato entre semana, siempre hacía comida sana para Carlota.

 Era el restaurante que frecuentaba incluso con sus compañeros de trabajo y donde iban la mayoría de los empresarios del calzado, muchos de los cuales trabajaban para Carlota.

Si estuviera en casa, empezaría a cocinar hacia el mediodía menos un cuarto, de modo que estaría comiendo hacia las 12.30.

Luego, religiosamente, dejaba pasar dos horas e iba a comer un bocado para controlar su diabetes después de comer y anotarlo en su libretita.

A eso de las tres y media de la tarde comía un bocado, a eso de las cinco otro bocado, luego otra media hora y un tentempié, y así sucesivamente. Cenaba a las nueve de la noche, leía un rato y me iba a la cama.

Siempre se levantaba al menos a las siete de la mañana, tomaba su primer bocado en ayunas, lo anotaba en su libretita, se ponía la insulina antes del desayuno y luego la terrible píldora.

Esta fue la rutina de Carlota hasta que sintió que su diabetes estaría totalmente controlada.

Sabía que la diabetes no se curaba, pero podía reducirse mucho y controlarse de tal manera que, en el futuro, tal vez incluso Carlota pudiera dejar de administrarse insulina y limitarse a tomar pastillas.

Y a Carlota se le metió en la cabeza que iba a hacer todo lo posible para que así fuera, para que al menos dejara de inyectarse insulina. Quedaba mucho camino por recorrer.

Capítulo 9

Carlota, que no había ido al médico de cabecera hasta entonces, escribió una carta a su médico, que era el médico de toda la familia, pidiéndole que la viera y le adjuntó toda la documentación que tenía, análisis, altas del hospital y la medicación que estaba tomando.

Dos días más tarde, Carlota recibió un mensaje en el que se le comunicaba que tenía cita con la enfermera y con el médico de cabecera a las 8.30 de la mañana.

¡WOW! Carlota, que hasta entonces no había querido ir al médico, ahora estaba ansiosa y se moría por ir.

Qué ironía. Realmente hay una primera vez para todo.

El día de su cita, Carlota salió de casa casi una hora antes. Luego, dentro del centro de salud, no podía a que llegara su turno.

Cuando le llegó el turno, primero fue a la consulta de la enfermera, donde ésta le explicó todo: cómo cuidar sus pies, cortarse las uñas, asegurarse de que sus zapatos no tenían piedras, etc.

Luego tuvo que medirse la tensión dos veces por semana y anotarla en una tabla que le dieron.

Unos minutos más tarde acudió a su cita con el médico. Fue la cita perfecta. Desde el principio hubo empatía entre las dos. Carlota quedó impresionada por su sabiduría, experiencia y profesionalidad.

Lo mismo ocurría con la visión que el doctor tenía de Carlota, que era una persona con mucho conocimiento, mucha cultura y mucho realismo.

Enseguida comprendió la actitud de Carlota y cómo debió de sentirse cuando le diagnosticaron la diabetes.

-        "Sabe, Dra. Carlota, a menudo digo que la ignorancia es una bendición, porque cuando se tiene poco o ningún conocimiento, es más fácil aceptar la enfermedad."

-        "Para una persona como tú, es horrible, no haber estado nunca enferma y ahora tener esto encima".

-        "Créeme, si te dijeran que tienes cáncer, todo el mundo lo entendería y sentiría pena por ti....".

-        "Ahora digamos que tienes diabetes, todo el mundo dice, ¡oh! mucha gente tiene diabetes, no es nada especial y así sucesivamente...".

-        "Sólo que no es así, la diabetes es peligrosa y terrible y no es fácil vivir con ella, y menos en las primeras fases las que te encuentras."

Carlota se quedó estupefacta ante aquella explicación y ante la comprensión del médico. Ése era exactamente el razonamiento.

Todo el mundo le decía a Carlota que no era para tanto, pero eran habladurías y nada más.

Y cuando Carlota hizo el curso que hizo, mucha gente decía que cuando aparecen, todo el mundo reacciona así porque todos tenemos miedo a morir.

Pero Carlota no lo creía y así se lo dijo al médico.

 Carlota continuó diciendo que no tenía miedo a morir, pero sí a sufrir y que no quería volver a pasar por los atroces sufrimientos que había padecido.

Y fue este horrible sufrimiento el que hizo que Carlota se replanteara su vida, estableciera nuevas prioridades, pensara de otra manera, y si ya llevaba una vida frugal, ahora lo sería aún más.

Su lema era vivir un día a la vez y ahora será más así, un día a la vez y ya veremos.

Los diez terribles días que pasó allí fueron una verdadera lección para Carlota.

Diez días que dieron un vuelco total a la vida de Carlota.

Más tarde, tumbada en su cama, pensó en lo que habría pasado si hubiera muerto.

Por Dios, ni siquiera había hecho testamento, y lo hacía tan a menudo por sus clientes, para que estuvieran protegidos por sus bienes.

Carlota no, no tenía nada protegido, y su otra hermana rencorosa le iba a quitar todo lo que era suyo, aparte de las cosas que pertenecían a su hermana Helena, que Carlota había ganado a pulso.

~¡¡¡Por Dios!!! -se dijo a . Eso no.

Iba a hacer testamento lo antes posible, aunque viviera cien años.

Esos diez días fueron una lección de vida para Carlota, una lección muy dura y Carlota ya había pasado muchos momentos malos y amargos en su vida, situaciones muy duras que siempre había superado con trabajo, resiliencia y mucha Fe, pero ninguno como esos diez días.

Iba a hacer todo lo posible para que no .

FIN

Consejos y sugerencias para diabéticos

Se lee y se ve mucho en la Red, pero no siempre es lo más exacto o correcto.

Siempre tendremos que filtrar las noticias y la información, y siempre tendremos un médico de cabecera que nos acompañe.

Siempre podemos consultar a un especialista, un endocrino, para que nos dé apoyo en nuestra salud, pero el médico de familia siempre será el principal consejero, el que nos da la medicación y las recetas, el que regula y estabiliza los valores en ml, las dosis que debemos tomar de insulina, o subir o bajar esas dosis.

Al igual que siempre será el médico de cabecera el que nos diga cuáles son las mejores pastillas que debemos tomar, cada cierto tiempo debemos hacernos un análisis de sangre para comprobar nuestra glucemia, que es el valor que hay que controlar estrictamente para que el día de mañana no tengamos una situación que se complique.

Las personas con diabetes deben seguir una dieta sana, pero no tiene por qué ser necesariamente una dieta.

Las comidas para los diabéticos deben ser siempre un momento agradable, aunque se impida comer ciertas cosas.

Pero la comida bien hecha, con amor y placer, con poca sal, sin grasa y sin salsas, siempre será un momento agradable.

Sólo hay que desearlo.

Hoy en día se ofrecen muchos alimentos buenos para diabéticos, incluso sin sal, poca sal o azúcar, que es nuestro peor enemigo.

Sólo hay que tener mucho cuidado con los alimentos que dicen ser sin azúcar pero luego tienen sacarina, que es aún peor.

Debemos evitar los edulcorantes, que son terribles sustitutos del azúcar, pero lo empeoran y muchos contienen incluso sustancias cancerígenas.

Deberíamos evitar los alimentos que llevan escrita la palabra "light", porque eso es aún peor que el azúcar.

Los diabéticos deben evitar comer demasiados hidratos de carbono, como el arroz y la pasta blanca. Pero se pueden comer de vez en cuando.

Mucha gente prefiere la pasta integral, pero al contrario de lo que la gente piensa, la pasta integral también tiene azúcar, pero aquí el azúcar ya es absorbido más lentamente por el organismo, a diferencia de la pasta blanca.

Debes comer muchas verduras y también fruta, pero las que contengan menos azúcar.

Deben evitarse los mangos, las uvas, los higos, los melones y los plátanos porque son frutas muy dulces.

Deben evitarse las bebidas alcohólicas, pero se puede disfrutar de un buen vino de vez en cuando.

Las cervezas, especialmente las artesanales, son buenas e .

 En cuanto a los terribles dulces, deberían ser erradicados de nuestras vidas.

Con la evolución de la enfermedad y su especie de cura, cura en el sentido de un control eficaz de la diabetes, entonces sí, podemos comer un buen dulce de todas partes.

Otros consejos para vivir con diabetes

Los diabéticos deben llevar una vida tranquila, deben saber controlar la ansiedad y el estrés.

Deben hacer ejercicio, si no en el gimnasio, sí dando paseos y al aire libre.

Para los que les guste, pueden practicar yoga, meditación, escritura terapéutica o incluso, para los que tengan la habilidad, escritura creativa, lectura de libros de diversa índole, novelas, romántica histórica, thrillers, cómics, libros de medicina, libros de autoayuda, entre otros.

Quien tiene fe debe cultivar momentos de introspección, de conversaciones con Dios, de hablar con Jesús que siempre nos escucha.

Ir a una iglesia, aunque estemos solos dentro, para encontrarnos con Dios, puedes estar seguro de que saldremos de allí mucho mejor.

Para los que profesan otras religiones, buscad a vuestro Dios, vuestra Fe, y también vosotros seréis escuchados .

Para los agnósticos, que busquen en su interior la reflexión que crean que les abrirá las puertas a la fuerza que necesitan para superar esta enfermedad y seguir adelante.

Todos tenemos una Fuerza interior que sin duda ayudará a superar todas las adversidades.

Como alguien dijo una vez, una vida sin dificultades ni adversidades es como el agua destilada, no tiene sabor.

Finalizando: Sr. Diabetes, hagámoslo, luchemos con todo el respeto.

Macieira da Lixa

8 de diciembre de 2024